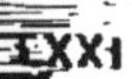

COMMENT ON DÉFEND

SON LARYNX

LA LUTTE

Pour le bon fonctionnement de la Parole et du Chant

PAR LE

Dr FAIVRE

Professeur de Clinique de l'Université
Médecin spécialiste consultant à Luchon

Avec figures dans le texte

Prix : 1 franc

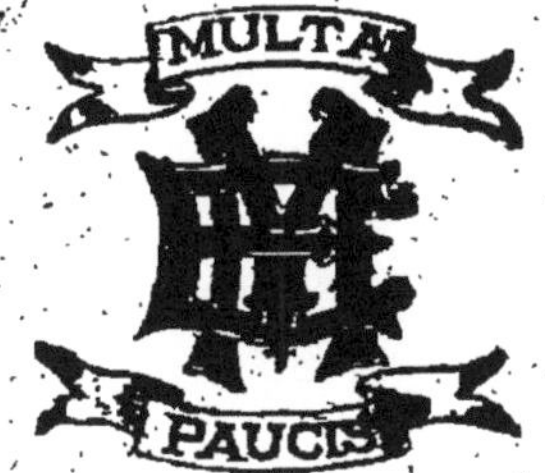

PARIS
L'ÉDITION MÉDICALE
29, RUE DE SEINE, 29

COMMENT ON DÉFEND

Son Larynx

LA LUTTE

Pour le bon fonctionnement de la Parole et du Chant

COMMENT ON DÉFEND
SON LARYNX

LA LUTTE

Pour le bon fonctionnement de la Parole et du Chant

PAR LE

Dr FAIVRE

Professeur de Clinique de l'Université

Médecin spécialiste consultant à Luchon

Avec figures dans le texte

Prix : 1 franc

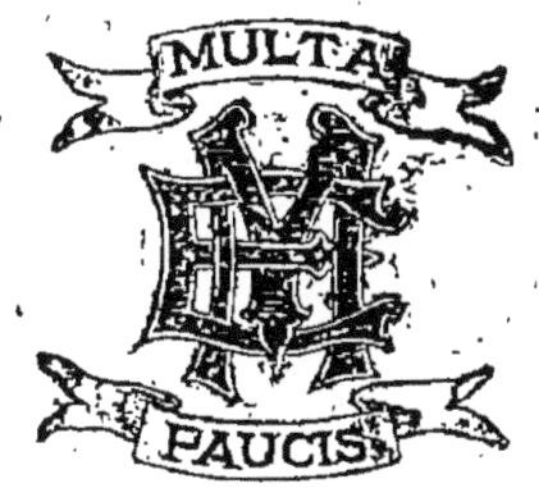

PARIS

L'ÉDITION MÉDICALE

29, RUE DE SEINE, 29

COMMENT ON DÉFEND

Son Larynx

LA LUTTE

Pour le bon fonctionnement de la Parole et du Chant

I

Notions anatomiques élémentaires sur la structure du Larynx.

Le larynx, organe de la voix parlée et chantée, a son siège à la partie antérieure et supérieure du cou, en avant de l'œsophage et au dessous de la portion buccale du pharynx. L'extrémité supérieure, élargie, est formée par l'épiglotte, tandis que l'extrémité inférieure se continue à plein canal avec la trachée, les bronches et les poumons. Les parois de cette « boîte vocale », dont la forme est triangulaire, sont constituées en grande partie par des pièces cartilagineuses, que relient des muscles et des ligaments et que recouvre une muqueuse plus ou moins sujette à l'inflammation, comme celle de la gorge.

Le cartilage inférieur a nom *cricoïde ;* c'est un anneau presque circulaire, plus large en arrière qu'en avant, d'un diamètre correspondant à celui d'une bague d'adulte. Au premier étage, on décrit le cartilage *thyroïde,* dont les deux ailes latérales, se réunissant en avant à angle aigu, constituent la *pomme d'Adam*, surmontée elle-même d'une incisure plus ou moins profonde, suivant les individus et les sexes. L'articulation crico-thyroïdienne se fait par deux petites cornes situées en bas et en haut du cartilage supérieur ou cartilage thyroïde, réuni à l'*os hyoïde* par un ligament (voir fig. 1) appelé naturellement *thyro-hyoïdien.*

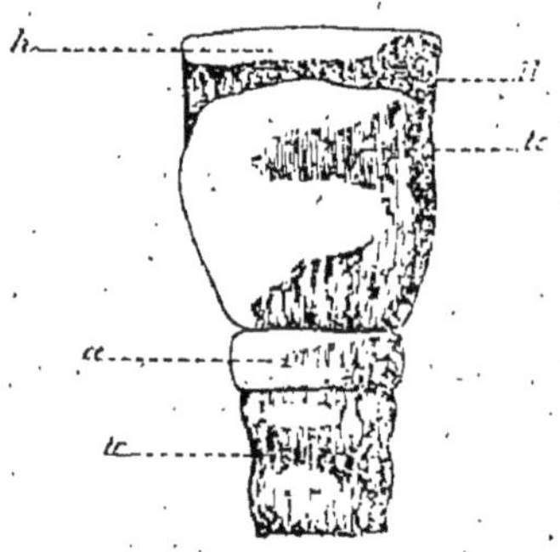

Fig. 1. Squelette du larynx.
h, os hyoïde. — *l t*, ligament thyro-hyoïdien. — *c t*, cartilage thyroïde. — *c c*, cartilage cricoïde. — *tr*, trachée.

Les cartilages *aryténoïdes* ont une forme pyramidale; leur place est derrière le cartilage cricoïde ; à coté et au-dessus du cartilage aryténoïde se trouve la petite saillie *corniculée* de Santorini et le nodule de Wrisberg; l'une et l'autre servent à maintenir ouverte l'entrée du larynx.

L'*épiglotte,* dont la forme varie à l'infini (fig. 5), est le premier cartilage qu'on trouve après le pharynx lingual; c'est un couvercle qui assure la pénétration de l'air inspiré et qui obture, en même temps, les voies aériennes pendant la déglutition des aliments, pour empêcher leur introduction dans les voies respiratoires appelées vulgairement, dans l'espèce, la « *mauvaise gorge.* »

La partie essentielle du larynx est contenue dans le périmètre des différents cartilages que nous venons d'énumérer; elle se résume en deux rebords membraneux dirigés d'avant en arrière. Ce sont les *cordes vocales* ou *rubans vocaux*, qui s'attachent, en avant, dans l'angle formé par la réunion des deux ailes du cartilage thyroïde, et, en arrière, au prolongement antérieur du cartilage aryténoïde appelé, à cause de cela, apophyse vocàle. Réunies en avant les deux cordes se disjoignent un peu à l'arrière. Le nom de corde est impropre; ce sont plutôt deux membranes à trame mi-élastique, mi-conjonctive, solidement fixées par un muscle qui court le long de chacune d'elles. Leur longueur et leur épaisseur varient suivant les personnes et suivant le sexe. La moyenne est chez l'homme de 137 millimètres; chez la femme, elle se tient au dessous de ce chiffre. L'espace compris entre les cordes vocales et les cartilages aryténoïdes, qui leur font suite, est connu sous le nom de *glotte*. Deux parties la composent : une portion interligamenteuse, de forme triangulaire, située entre les corde vocales (3/5 antérieurs); une portion intercartilagineuse, rectangulaire, comprise entre la face interne des cartilages aryténoïdes (2/5 postérieurs). Jusqu'à l'âge de 14 ans, cette dernière est aussi longue que la première; plus tard elle augmente jusqu'à l'égaler près de trois fois. Les bords libres des cordes vocales constituent les lèvres de la glotte et c'est la vibration de ces lèvres qui produit la voix. A vrai dire, les cordes vocales n'entourent pas toute la glotte ; en haut, il y a deux bandes plus étroites appelées bandelettes ventriculaires ou fausses cordes vocales, qui dépendent des replis aryténo-épiglottiques.

Pour en finir avec le squelette du larynx, il nous faut mentionner aussi la petite loge connue sous le nom de *ventricule de Morgagni*, qui surplombe chacune des cordes vocales, parfois virtuelle, parfois assez ouverte pour recéler des corps étrangers, en tout cas titulaire d'un rôle important au point de vue de la phonation.

Comment se meut cette charpente du larynx? A l'extrémité de chacun de ces cartilages s'insèrent des petits faisceaux musculaires qui les rapprochent ou les éloignent, suivant qu'il y a durcissement ou relâchement de leurs fibres. Ainsi agissent les muscles crico-thyroïdien, crico-aryténoïdiens postérieur et latéral, ary-aryténoïdien, thyro-aryténoïdien, suivant un mécanisme trop long à décrire. Il en est un qui, spécial à l'épiglotte, tire cet opercule sur l'orifice supérieur du larynx en temps utile.

Le dernier élément constitutif de l'organe vocal, après les cartilages et les muscles, auxquels il faut joindre, pour être complet, les vaisseaux et les nerfs, comprend les appareils de résonnance et de ventilation (poumons, pharynx, bouche, fosses nasales, etc.), sur lesquels nous reviendrons au chapitre physiologie.

Mais, avant d'exposer le fonctionnement du larynx, nous allons passer en revue les modes d'exploration qui permettent d'en voir l'intérieur sur le vivant.

II

Examen laryngoscopique au miroir.

Les médecins spécialistes se servent aujourd'hui couramment du laryngoscope comme unique mode d'exploration; mais il a fallu, jusqu'à l'année 1827, s'en tenir aux expériences pratiquées sur le cadavre ou aux comparaisons instrumentales. Après une longue période de tâtonnements, le fameux maëstro et professeur *Manuel Garcia* parvint, en 1855, à voir, sur son propre larynx, les mouvements de la phonation et du chant. Puis, ce fut *Czermak* qui rendit pratique la méthode du miroir et la vulgarisa en Europe.

Adapté sous un angle d'un peu plus de 45 degrés au bout d'une tige métallique fine, le petit miroir, rond ou carré (fig. 2), est porté dans la bouche avec une inclinaison telle qu'il réfléchisse la portion invisible de la gorge jusqu'à la mettre sous les yeux de l'examinateur. La lumière d'une bonne lampe à acétylène, à huile ou à gaz tombant directement sur le miroir serait suffisante; mais, pour obvier à l'interception des rayons, on les fait se projeter sur un second grand miroir réflecteur concave (fig. 3), présentant une longueur focale de 36 à 40 centimètres, percé en son centre et

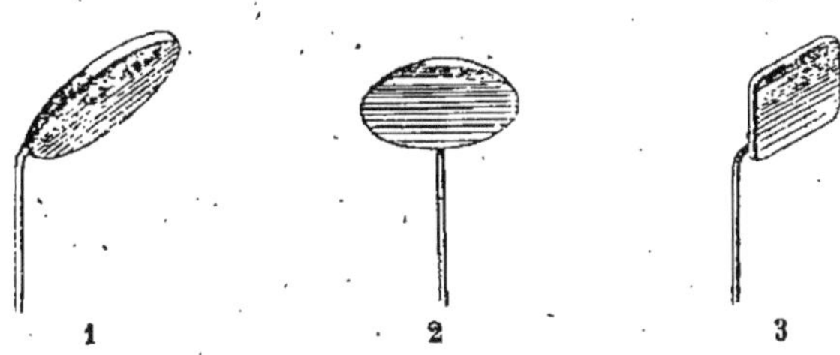

Fig. 2. Miroirs laryngiens.
1 Miroir laryngien ovale 2. Miroir laryngien rond. 3. Miroir laryngien carré.

muni d'une monture de lunettes ou d'une bande élastique formant serre-tête. Certaines cliniques ont un *photophore* à lumière *oxhydrique*. Sauf avec le *miroir de Clar*, qui porte une petite lampe *électrique d'Héring* devant ses deux œillères, la source de lumière étant placée à côté de la personne à examiner, au niveau de son œil et plutôt en arrière, on lui dit d'ouvrir la bouche grande et de prononcer la voyelle *e* en voix de tête prolongée, pendant qu'on éclaire bien la base de la luette.

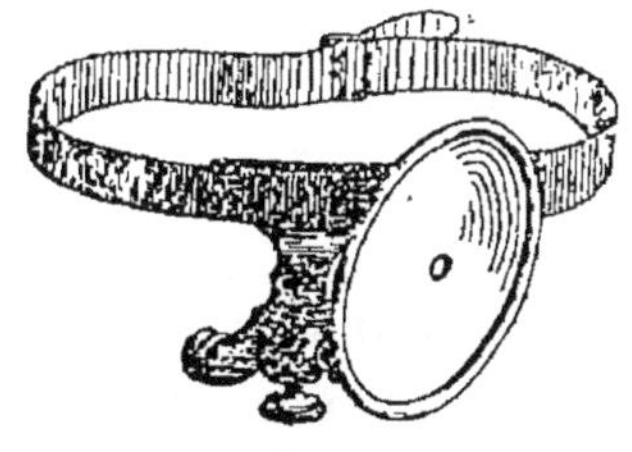

Fig. 3.
Miroir frontal pour examen laryngoscopique (réflecteur).

De la main gauche, l'opérateur maintient au dehors la langue du patient avec un mouchoir fin entre le pouce et l'index, sans serrer ni tirer, et, de la main droite, il introduit le miroir laryngé, préalablement chauffé pour éviter que la surface ne soit ternie par l'haleine, le manche présenté à la façon d'une plume à écrire ou comme une fourchette, et la partie vitrée dirigée en bas. Tout en évitant au passage le palais et la langue, il ne faut pas craindre de repousser le voile du palais doucement en arrière et en haut, si l'on veut bien voir l'image du larynx (Voir fig. 4).

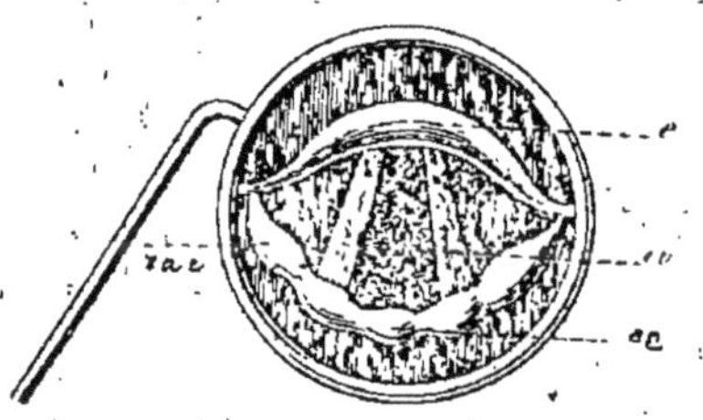

Fig. 4. Aspect des cordes vocales et de la glotte dans le miroir laryngien.

e, épiglotte. — c v, cordes vocales. — r a e, replis aryténo-épiglottiques. — c a, cartilages aryténoïdes.

Le premier point de repère que l'on aperçoit est la face inférieure et le rebord de l'épiglotte, puis, sur un plan postérieur, les deux minces replis roses, qui vont rejoindre en arrière les cartilages aryténoïdes facilement reconnaissables à leur saillie arrondie. Dans cet espace aryténo-épiglottique se montrent les deux bandelettes ventriculaires, d'un rose plus pâle et plus profondément incluses, les cordes vocales normalement blanches. L'espace glottique représente un triangle à sommet antérieur. Si la respiration est tranquille, la base postérieure du triangle s'étire modérément; dans les inspirations profondes, les cordes s'écartent davantage jusqu'à laisser découvrir les premiers anneaux de la trachée.

Si, au contraire, le sujet qu'on observe émet un son de tête sur la lettre E, l'espace interaryténoïde se ferme et la portion ligamenteuse de la glotte est réduite à une simple fente. Le lecteur doit bien savoir que l'image laryngoscopique est renversée dans le miroir, c'est-à-dire que, par exemple, la corde vocale gauche est à sa droite et qu'elle est verticale (épiglotte au sommet, région aryténoïdienne au fond) ; il en est de même sur les gravures, qui ne peuvent pas non plus donner la sensation du relief.

L'examen laryngoscopique est d'autant plus commode, si l'on n'a pas recours à la cocaïne, que le réflexe pharyngé est moins développé, la langue moins rétive, l'épiglotte moins incurvée (voy. fig. 5). Il est bien plus difficile de faire l'examen d'un larynx qui chante, que de faire une découverte pathologique parfois à première vue. S'agit-il d'une contralto ou bien d'un baryton donnant des notes graves, il semble que les aryténoïdes traduisent la vibration des cordes vocales ; si c'est un son élevé de ténor ou de soprano, la trémulation est si multipliée qu'elle

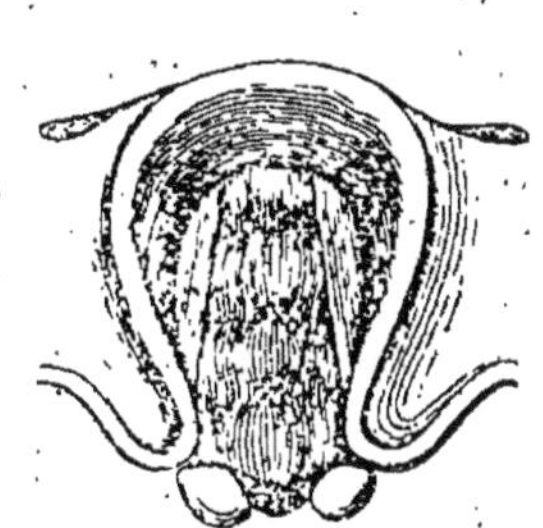

Fig. 5. Différentes formes d'épiglottes.

devient invisible. Pour obtenir le maximum de tension des cordes, il faut demander le son le plus élevé du diapason ; elles se détendent sous le laryngoscope à mesure que la tonalité baisse.

C'est ainsi qu'on peut classer les voix d'après l'examen des chanteurs au miroir. Si l'étude et le traitement des laryngopathies ont bénéficié de la découverte de Garcia, il faut bien avouer que notre savoir en physiologie laryngée n'a pas fait de progrès bien sensibles. L'amateur va d'ailleurs pouvoir juger de l'état actuel de la science sur ce sujet en parcourant le chapitre suivant dans lequel nous ne prétendons pas sortir davantage du cadre assigné à une simple brochure de vulgarisation. (Voir, pour de plus amples détails, le travail récent de Garnault, sur l'évolution du langage).

III

Fonctionnement de l'appareil phonétique.

La meilleure définition de la voix est la plus simple : « *c'est le son produit par le larynx* » (1).

Le ventriloque lui-même donne un son laryngien ; tout son art consiste à modifier ce son par l'action anormale du diaphragme et à illusionner ses auditeurs en leur présentant adroitement des voix de personnages aussi variés qu'imaginaires. Pour que la phonation soit possible, il faut :

Un *moteur*, qui donne le courant d'air ;
Un *vibrateur*, qui l'utilise ;
Un *résonnateur*, qui renforce et timbre le son ;
Un *articulateur*, qui lui donne la vie.

Le premier nous est fourni par les poumons, les bronches, la trachée et les muscles qui actionnent la cage thoracique avec son plancher, le diaphragme ; le second est représenté par la glotte avec ses bords frappés de bas en haut par le courant d'air venant du pou-

(1) D'après S. Mackenzie. — Voir l'excellente traduction de Brachet et Coupard (1888), inspiratrice du début de ce chapitre.

mon ; le troisième comprend les différents étages supérieurs : ventricules du larynx avec leurs bandelettes, espace sus-glottique, luette, pharynx, voile du palais avec sa voûte et ses piliers, bouche, dents, lèvres, langue, cavités naso-sinusales, dont l'ensemble constitue le *masque* des chanteurs. Tous ces organes ont leur importance dans la production de la parole et du chant, à preuve les défauts de prononciation et d'articulation qu'ils entraînent lorsqu'ils sont mal conformés ou obstrués.

Nous n'avons pas l'intention d'entrer dans les discussions qui ont divisé les laryngologistes et les chanteurs, quant à la physiologie savante des organes de la voix et de les suivre dans toutes leurs théories. Restant sur le terrain pratique, on peut considérer le larynx comme l'unique instrument de la voix. La confusion vient parfois d'expressions impropres, comme celles de *voix de tête* ou de *poitrine*, que nous retrouverons plus tard. Le larynx ne se trouve pas chez le luthier ; s'il a des airs de famille communs avec les instruments à anche, il en diffère par plusieurs côtés ; les cordes vocales constituent elles aussi une entité musicale autrement compliquée que celle du hautbois ou de la clarinette ; les anches innombrables qui les composent ont une étendue et à la fois une finesse surhumaines. La voix vient de l'antagonisme de deux muscles, la muqueuse n'entrant en jeu que dans la voix de tête. Son *intensité* est en rapport avec la quantité d'air qui sort, les dimensions du thorax et la puissance des muscles inspirateurs ; sa hauteur est d'autant plus élevée que les cordes sont plus courtes et plus fermes. Le timbre est dû aux cavités de résonnance nasale, buccale et pharyngienne; cette qualité, si personnelle qu'elle nous signale autant que nos traits, dépend aussi de la densité et, de l'élasticité des tissus; l'action des joues suffit à donner des harmoniques spéciales à chaque individu. La hauteur du son et son intensité trouvent le mécanisme de leur adaptation dans le jeu des fibres musculaires.

En somme, la physiologie du larynx se résume en quatre fonctions : respiration, effort, déglutition, phonation (fig. 6).

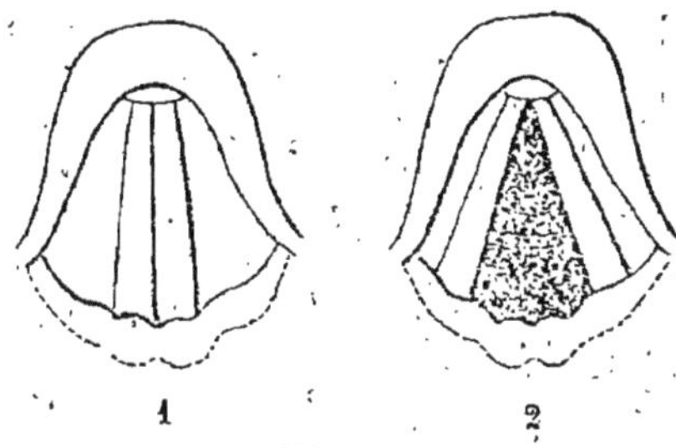

Fig. 6.

1. Schéma représentant la glotte fermée. Phonation. — 2. Schéma représentant la glotte ouverte pendant la respiration.

1° *Respiration.* L'inspiration donne la forme losangique à la glotte, par contraction du muscle crico-aryténoïdien postérieur; dans l'expiration, la glotte intercartilagineuse seule se ferme, la portion interligamenteuse ne revient pas.

2° *Effort.* — Il y a occlusion presque complète des deux portions de la glotte.

3° *Déglutition.* — Il y a occlusion incomplète de la glotte.

4° *Phonation.* — Les conditions de production du son glottique sont les suivantes : fermeture de la glotte postérieure, courant d'air allant de bas en haut, anche vibrante et suffisamment tendue.

Développement du larynx et modifications de la voix avec l'âge. — Le larynx se développe de la sixième semaine au quatrième mois, en commençant par les aryténoïdes.

Le travail d'ossification respecte toujours l'apophyse vocale, même chez le vieillard.

Dans les premières années de la vie, il y a peu de différence dans les dimensions et suivant les sexes; mais, à la puberté, il se fait de grandes modifications: chez la femme, la voix s'abaisse d'un ton ou deux et chez l'homme d'une octave. Pendant la transformation, la voix est rauque ou enrouée; quelquefois il y a aphonie. On dit que la voix *mue*. La cause est due à l'augmentation en largeur, en longueur et en épaisseur, aussi bien qu'en consistance. Parfois, cette augmentation se fait d'une façon inégale; d'où troubles consécutifs.

Chez le vieillard, le diapason baisse par suite de l'ossification des cartilages; peut-être y a-t-il aussi une certaine atrophie des fibres musculaires.

Pour ne pas allonger outre mesure la partie technique, nous ne parlerons pas de la vascularisation ni de l'innervation du larynx, d'autant que la question du centre cérébro-spinal présidant à la voix est encore étudiée par les physiologistes et les laryngologistes.

IV

La Voix parlée.

Formation de la parole; ses variétés. — Nous venons de voir que la voix parlée avait deux origines : la vibration de l'air dans le larynx et le transport de l'air dans les cavités supra-laryngiennes. M. Marage (1) est arrivé à démontrer, tout récemment, que les ventricules et les cordes vocales donnent à la parole un entier épanouissement, tandis que la cavité buccale seule suffirait à former le son de la voyelle. Élément séparé de la voix articulée, le son de la voyelle est continu, tandis que celui de la consonne est interrompu et ne peut se produire sans les voyelles; il est dû à un arrêt momentané des vibrations au moyen du palais, de la langue et des dents. On connaît la division classique des consonnes en labiales (b, p, f, m, v), dentales (d, l, t, n, r, s), gutturales (g, h, k, j). La voyelle qui sort naturellement la première de la bouche des enfants, c'est la voyelle A, parce que leurs muscles sont à l'état de repos, tant du côté des lèvres que des cordes vocales. Ce n'est pas une raison pour la considérer comme la base phonétique des autres voyelles.

(1) Acad. Sciences, 1902.

La classification des variétés de la voix parlée est infinie, tandis que l'étendue en est très limitée. Le ton que prennent naturellement les orateurs tient le milieu entre les extrêmes de la portée. En général, le type de la voix féminine est moins élevé que chez l'homme; mais il y a des anomalies correspondant à la structure des cordes vocales et coïncidant avec des arrêts de développement dans les autres organes ou souvent dues à des conditions purement locales. Il m'est arrivé d'examiner le larynx de certains hommes dont la voix avait un ton féminin ou réciproquement et, dans ces cas, la glotte était toujours probante; il y avait de la chordite atrophique ou hypertrophique.

La force et la hauteur de la voix parlante dépendent bien plutôt des dimensions des annexes de renforcement que de la puissance du soufflet pulmonaire.

Les accents particuliers à tel ou tel pays résultent de minimes variations dans les qualités des sons dues elles-mêmes à de légères modifications dans la structure anatomique.

Difficultés de langage. — Divers facteurs font dévier la fonction vocale, à commencer par les troubles de l'état général et les troubles nerveux qui peuvent produire une paralysie momentanée des cordes rabaissant la voix jusqu'au simple *chuchottement*. Dans ces cas, la glotte est rétrécie et l'image laryngoscopique donne la figure d'un lambda; — à un degré plus avancé, sous l'influence d'un excès de joie, de tristesse, d'émotion, de peur, on perd l'usage de la parole haute ou basse ; c'est l'*aphonie*. La *dysphonie*, la *voix bitonale*, *eunuchoïde*, l'*enrouement* (chats, graillons), viennent en troisième ligne. La *voix rauque* reconnaît la plupart du temps des causes pathologiques ; nous étudierons ses manifestations avec le chant. Pour le moment il nous faut envisager certains troubles de parole dont les uns tiennent à l'accoutumance ou à l'exagération voulue, les autres à des causes naturelles plus ou moins difficiles à déterminer. Ce sont, d'une part, le *nasillement*, le *zézaiement*, le *bredouillement* ; de l'autre, le *balbutiement* et le *bégaiement*.

Le *balbutiement* résulte de mouvements spasmodiques de la langue ou de la contraction incertaine des lèvres. Le bégaiement est dû à un manque de direction des cordes vocales ou à une contracture du diaphragme. Certains sujet ont les deux infirmités à la fois ; certains balbutient dans la conversation et sont maîtres de leur voix quand ils font un discours ou une récitation lente et méthodique. Dans le chant, la volonté reprend souvent son influence. Si la personne atteinte de ces défauts se sent observée, la répétition des syllabes s'accentue davantage, au point de rendre la respiration difficile..

L'*aphasie*, qu'il ne faut pas confondre avec l'*aphonie*, ne relève pas du larynx ; il faut en chercher la cause dans les centres cérébraux du langage articulé.

Affections des organes de la parole. — Nombreuses sont les affections qui peuvent intéresser les organes de la voix. A commencer par le larynx, nous citerons en première ligne les troubles de la *motilité : spasmes* directs ou réflexes, *paralysies* des muscles tenseurs des cordes vocales par compression ou destruction des nerfs qui les animent. Les troubles de la sensibilité tiennent sous leur dépendance l'*aphonie nerveuse*, moins éphémère que l'*hyperesthésie* qui reconnaît pour cause un trouble de la circulation peu avancée en général.

Les inflammations de la muqueuse, désignées sous le nom générique de *laryngites*, laryngite *aiguë*, congestive, laryngite *chronique* catarrhale, avec ou sans *granulations*, sont des plus à craindre pour les professionnels (orateurs, prédicateurs, universitaires), d'autant qu'elles entraînent, par une loi générale de pathologie, les troubles moteurs et sensitifs ci-dessus. En tout cas, ces lésions diminuent la clarté du verbe, rendent la parole fatigante et même douloureuse, entretiennent une sécheresse pénible de la gorge ou une sensation permanente de chatouillement provocateur de la *toux quinteuse*. Il en résulte parfois un état psychopathique, une véritable angoisse pour l'orateur qui redoute toujours la *crampe* classique. La situation est bien plus grave, si la congestion du larynx est sous la dépendance d'une maladie générale, comme la tuberculose, la syphilis ou le cancer. Au niveau des cordes vocales elles-mêmes peuvent alors se développer des excroissances qui empêchent le rapprochement des bandelettes ventriculaires. A un degré plus ou moins avancé, l'épiglotte s'infiltre, alors que commence l'*extinction de voix;* les aryténoïdes se tuméfient et s'ulcèrent. Les *bourgeonnements* et les épaississements ne sont pas toujours d'une nature aussi maligne ; il peut se développer, au niveau de la glotte, de simples *nodules*, des *polypes* relativement bénins pour l'avenir de la voix au moins parlée. Il peut y avoir une occlusion partielle de la glotte par un *corps étranger* tombé dans les voies aériennes. Des pinces spéciales, des couteaux coudés pour la galvano-section peuvent avoir raison de ces états pathologiques à la condition d'être maniés par des mains expertes, sous le contrôle du miroir et après une anesthésie des plus complètes.

D'après M. Castex, les altérations physiques matérielles comprises sous le nom de laryngites, qu'elles procèdent d'une maladie vraie ou de fatigue, atteignent généralement le timbre. L'abus de la parole, les entraînements ou éducations trop rapides compromettent plutôt la solidité. Les excès vocaux ou efforts exagérés peuvent diminuer l'étendue. En cas de troubles sur l'agilité, on peut soupçonner une phtisie laryngée latente, si surtout les autres symptômes convergent vers cette idée. Si le médium est touché, il faut chercher d'abord du côté de la soufflerie pulmonaire, c'est-à-dire de la poitrine. Les troubles de netteté (chats, graillons) coïncident ordinairement avec un état catarrhal des premières voix respiratoires. Quand l'intensité baisse, il faut d'abord en chercher la cause dans un affaiblissement de l'état général. Les troubles de résonnance sont toujours d'origine nasale, buccale ou pharyngée, comme nous allons le voir.

Les *difformités extra-laryngées*, congénitales ou acquises, qui s'opposent à la phonation, sont :

1° Le *bec de lièvre*, avec ou sans *division de la voûte palatine* et les anomalies de structure de cette voûte, qui diminuent la résonnance de la voix ;

2° L'*absence des dents* (incisives en particulier), sans lesquelles il ne saurait y avoir de clarté dans l'élocution ;

3° Le *gonflement* et les *ulcérations de la langue*, l'extrême longueur du frein ou *filet* chez les nouveau-nés formant bride avec le plancher de la bouche, l'*adénoïdite* de la base linguale, qui produit l'enrouement chez les orateurs qui parlent longtemps ;

4° La *paralysie du voile du palais*, consécutive le plus souvent à la diphtérie, qui exagère la résonnance vocale (nasonnement vrai, *rhinolalie ouverte*) ;

5° L'*hypertrophie des amygdales palatines et des glandes sublinguales*, qui entraîne la raucité caractéristique de la voix et l'élocution pâteuse des enfants incapables de dire les gutturales (1) ;

6° L'obstruction du naso-pharynx par des *végétations adénoïdes*, qui rendent la parole nasonnée et empêchent la prononciation des consonnes nasales ;

7° Les *déviations de la cloison*, les *éperons* et les *polypes du nez* qui s'opposent à l'émission des voyelles devenant on, an (*rhinolalie fermée* ou *stomatolalie*) ;

8° Les *angines phlegmoneuses* qui compromettent l'articulation des mots (*anarthrie*) ;

(1) Voir *Comment on défend sa Gorge*, la lutte contre les angines (Dr Faivre), XXXVII.

9º L'*excès de longueur ou de grosseur de la luette*, qui irrite le larynx par frottement ou alourdit le voile.

N. B. — L'existence des hypertrophies amygdaliennes et des végétations adénoïdes est parfois cause de certains cas de *mutisme* congénital chez des enfants qui ne sont pas sourds. Un auteur allemand, Coën, a étudié cet état sous le nom d'*alalie idiopathique* ou d'*audi-mutité*. M. Lévy a proposé d'appeler les sujets atteints de cette infirmité les *entendants muets*, par opposition à ceux qui ne parlent pas, parce qu'à cause de leur *surdi mutité*, ils n'ont pu entendre parler. Pour vaincre ce trouble du langage, il faut faire, patiemment et longuement, l'éducation de ces petits arriérés, en leur montrant, toute la journée, l'objet qu'on nomme jusqu'à ce que l'empreinte cérébrale soit accomplie (Voir Saint-Hilaire).

Education de la parole. — Il faut bien se garder de donner à un enfant, qui ne parle même pas encore, un entourage qui laisse à désirer au point de vue de l'accent; plus tard, il faut encore diriger sa voix comme on l'apprend à bien marcher et prêcher d'exemple.

Chez l'adulte, l'élocution vicieuse est causée, en grande partie, par les troubles de la gorge de ceux qui parlent ordinairement en public pendant un certain temps sans interruption, alors qu'ils n'ont fait aucun exercice gradué préalable. On a beau avoir des tendances naturelles, il faut les faire valoir, les cultiver sous la surveillance d'un bon maître connaissant à fond les détails de mécanique que nous avons précédemmen exposés. S'il existe des défauts d'ordre pathologique, le médecin spécialiste seul doit être consulté et écouté. Il est des cas dans lesquels l'étude du chant est un bon adjuvant pour l'élocution, de même qu'il faut savoir bien dire pour bien chanter.

Pour les professionnels, la parole fatigue généralement plus que le chant, sans doute parce que la somme des mouvements dépensés y est plus grande et parce que c'est le médium seul qui fonctionne sans que les autres registres viennent le ménager. Ecoutez, en effet, nos meilleurs conférenciers, les orateurs de la chaire, les maîtres du barreau, vous leur entendrez toujours prendre le ton grave, surtout au début, et vous les verrez s'appliquer à bien articuler les mots.

Traitement des affections de la voix parlée. — C'est surtout le diagnostic d'une maladie vocale qui est embarrassant; le traitement qui en découle est plus facile.

Que les phonopathies portent sur la quantité ou sur la qualité (affaiblissement simple de la voix se compliquant souvent de la crampe des orateurs, raucité, voix eunuchoïde, voix bi-tri-pluritonale), les moyens thérapeutiques sont divers : avant tout, le *repos* de l'organe malade, les *électrisations*, *cautérisations*, les *révulsions prolaryngées* et *endoglottiques*, les *attouchements*, les *fumigations*, les *inhalations* chaudes imprégnées ou non de substances balsamiques, analgésiques ou antiseptiques, les *insufflations*, etc. L'important est d'en déterminer médicalement et spécialement les indications appropriées. Si la voix est « fatiguée », avant toute médication, il faut s'abstenir absolument de parler ; s'il y a paralysie des muscles du larynx, leur rééducation est une méthode de choix. Enfin on ne doit pas oublier le traitement de l'état général (diathèses, névroses, etc.).

Au bègue, dont les organes vocaux sont généralement sains, il faut, avant tout, imposer des séances de gymnastique respiratoire, tout en cherchant à renforcer sa volonté, au besoin par le moyen de la suggestion, qui a des cures indiscutables à son actif. Le lecteur qu'intéresserait les détails de la mécanothérapie du bégaiement les trouvera exposés tout au long dans les ouvrages spéciaux du docteur Chervin, de l'abbé Rousselot, du docteur Natier, etc. Certains autres troubles fonctionnels de la parole, tels que le zézaiement, la *blésité*, le *chuintement*, l'inarticulation causée par les divisions palatines, etc., sont aussi guérissables, surtout s'ils dépendent de névroses *in partibus*. On doit les attaquer, en tout cas, méthodiquement et scientifiquement, pour rétablir la coordination nécessaire entre le cerveau qui commande et les organes vocaux qui doivent obéir.

Quant aux *tics* plus ou moins liés aux mouvements de la voix qu'on observe chez quelques sujets, grands ou petits, ils sont souvent des actes involontaires d'imitation qui cessent avec le changement de milieu. Je n'en finirais pas si je voulais exposer tous les procédés de correction des maladies et difformités extra laryngées qui ont été brièvement indiquées ci-dessus. S'agit-il d'un bec de lièvre, il faut opérer la réparation du palais ou fermer l'orifice avec une pièce prothétique. La cause provient-elle d'amygdales hypertrophiées, de *végétations adénoïdes*, de *polypes*, d'*éperons* de la cloison nasale, déviée on non, on devra songer à leur suppression par des instruments spéciaux; exemple : l'extirpation pratiquée tout récemment chez l'empereur d'Allemagne par le professeur Moritz Schmidt. Quelquefois la luette est tellement longue qu'elle pend assez bas pour irriter le larynx; la section, à l'anse galvanique de préférence, s'impose. Il va de soi que les dents manquantes devront être remplacées par des dents artificielles bien adaptées.

Règles d'hygiène appropriée. — Qui bien se orte, surtout dans le monde des professionnels qui vivent de leur voix, parle bien ; c'est le principe d'hygiène générale qui doit guider l'orateur. Au point de vue local, il faut fuir toutes les causes d'irritation de la muqueuse laryngée, surtout si l'on parle; une salle où l'on fume est détestable à ce point de vue. A la tribune, il importe de garder la tête haute, face au public, de maintenir le buste droit et de bien dilater sa poitrine. Le ton doit être plutôt bas au début, etc. Ce sont là toutes précautions que peut prendre, par exemple, un prédicateur Mais ces règles générales ne sauraient s'appliquer à l'acteur qui, lui, doit obéir aux exigences multiples de la scène, en prenant souvent des poses peu classiques, crier en commençant et parler bas à la fin. Autre chose est conférencier devant un auditoire restreint et déclamer sur le théâtre; mais dans l'un comme dans l'autre cas, il faut bien savoir que le spécifique en pastilles ou en élixir est encore à trouver; le verre d'eau lui-même est discutable.

Eviter d'ouvrir la bouche dans la rue au sortir de la salle d'audience, du spectacle ou du club, éviter la congestion du larynx, prendre un repas substantiel assez longtemps avant ou aussitôt après une séance, s'abstenir d'aliments épicés et faisandés, fuir les atmosphères confinées; réparer ses forces par un bon sommeil et calmer son système nerveux pour les séances suivantes, sont autant de pratiques plus qu'adjuvantes des gargarismes secs de la quatrième page de nos quotidiens.

Il est enfin un moyen préventif et thérapeutique qui doit toujours être employé par les professionnels de la voix parlée plus encore que par les artistes lyriques, c'est une saison annuelle aux eaux minérales appropriées à leur tempérament. Comme antidotes du surmenage du larynx, nous citerons en particulier les eaux sulfureuses des Pyrénées, dont la reine thermale et climatérique est sans contredit *Luchon*, avec son altitude peu élevée, c'est-à-dire convenant à la majorité des tempéraments.

V

La Voix chantée.

Généralités. — Le chant est, en quelque sorte, une versification musicale de la parole correspondant à un jeu plus complexe des cordes vocales. Sa force varie sous une foule d'influences.

Ce n'est guère avant la troisième année qu'un enfant parvient à rythmer sa voix; il y a, à ce point de vue, certains petits prodiges. Ne peuvent chanter ceux qui ne peuvent reproduire ni graduer les notes; on dit qu'ils n'ont pas d'oreille. Tout en devenant plus puissante, la voix se modifie peu depuis l'âge de sept ans jusqu'à celui de la puberté, soit treize à quinze. A cette époque se passe le phénomène de la *mue*, surtout accusé chez les garçons; puis, après un laps de temps plus ou moins long, la voix devient plus mâle, et cela d'autant plus que le larynx accentue ses progrès en long et en large, que ses cartilages se densifient et que ses cordes grossissent davantage. Chez la femme, le phénomène est atténué; la voix monte un peu, elle devient plus grave chez la contralto; chez la soprano, plus douce progressivement jusqu'à l'âge de 30 à 35 ans;

de 50 à 60 ans, les cartilages se durcissent et, par suite, deviennent moins élastiques ; il en résulte une baisse dans la tonalité de la voix. Heureusement pour les artistes, il y a, à ce point de vue, des chanteurs privilégiés.

Les registres. — Pour le laryngologiste, il n'existe que deux registres pour rendre une note donnée. Ce sont : 1° le *registre de poitrine* dans lequel les cordes vocales se tendent au fur et à mesure que le ton s'élève ; 2° le *registre de tête*, dans lequel on les voit se raccourcir graduellement sans changer le ton précédent. En style professionnel, on traduit le résultat de ces adaptations par les noms de *voix de poitrine* et *voix de tête*. Quant à la voix de fausset, elle n'est qu'un emprunt parfois agréable fait par l'homme à la voix de tête de la femme, en réalité c'est une fausse voix par rapport à la voix de poitrine qui, elle, est naturelle. Il y a aussi des *voix mixtes comme la voix de poitrine diminuée*, qu'on doit donner sur les notes de passage. Le *fameux ut* de poitrine de Guillaume Tell, que le parterre attend avec tant d'impatience et d'anxiété n'est, au dire de *Crosti*, autre chose qu'un son de forte voix mixte. Pour ce professeur, les sons vraiment de poitrine sont, chez les hommes : pour les basses, depuis le grave jusqu'au *fa* dièze ou *sol* du médium ; pour les barytons, depuis le grave jusqu'au *sol*, *sol* dièze ou *la* du médium ; pour les ténors, depuis le grave jusqu'au *si* ou *do* du médium. L'étendue de ces différents registres n'a, d'ailleurs, rien de régulier ni d'absolu ; elle diffère avec chaque individu ;

mais, dans tous les cas, ils ont spontanément leur point d'appui, leur résonnance dans la poitrine et ne sont pas toujours plaisants. Le registre mixte, ainsi appelé parce qu'il commence à abandonner la poitrine pour aller résonner un peu dans la tête, s'y appuyer, existe également chez la femme ; les maîtres de chant le poussent en général plutôt vers la tête que vers la poitrine. Il est impossible de rien établir de fixe quant à la précise étendue de registre de la voix de femme ; il n'y en a pas deux qui se ressemblent.

Mécanisme du chant. — Quand on fait l'examen du larynx au miroir, pendant le chant, chez de bons élèves, on aboutit à cette conclusion que : « la glotte « cartilagineuse, ouverte dans les notes basses, est et « demeure fermée dans les notes de poitrine élevées, « tandis qu'un segment de la glotte ligamenteuse est « étroitement fermée dans la voix de tête » (1).

D'ailleurs, peu importe que la portion glottique postérieure soit ouverte; elle n'a rien à faire avec la vibration. Si une chanteuse donne des notes de tête ou un chanteur des notes de fausset, on note un accolement plus ou moins long des cordes l'une contre l'autre. Pour ce qui est des organes extra-glottiques, l'épiglotte doit aussi être envisagée ; elle s'abaisse ou s'élève suivant que le chant devient plus grave ou plus aigu, si bien que, dans le premier cas, on ne voit, dans le miroir, que la région aryténoïdienne, tandis que, dans le

(1) Mackensie (*loc. cit.*).

second, les cordes apparaissent entièrement. Lermoyez a observé que le voile du palais participe lui-même à la production de la voix de fausset en se déviant en haut et en arrière ; par contre, dans les hautes notes, la trachée s'élève dans une certaine mesure.

Éducation du chanteur. — Il ne faut pas oublier, au point de vue des exercices en matière de chant, que les termes de voix de poitrine et voix de tête sont purement conventionnels. En réalité, la voix ne se forme pas davantage dans la cavité pulmonaire que dans la bouche ou dans la tête; elle part du larynx, où se fait le jeu maintenant connu des cordes vocales, pour aller résonner plus particulièrement en bas ou en haut.

Nous n'allons pas entrer dans les détails techniques de telle ou telle méthode, nous ne dirons des exercices que ce qui est du ressort physiologique. La voix est une affaire anatomique ; on a le larynx fait de telle ou telle façon ; l'école apprend à faire valoir ce don.

Savoir respirer est la première des conditions ; il s'agit de faire son inspiration aisément et sans bruit, et ne pas trop retenir le souffle, sous peine d'étrangler le son en contracturant les muscles, de ne pas prolonger outre mesure l'expiration pour fausser la note, de profiter des silences pour reprendre haleine, enfin de vider complètement ses poumons avant de recommencer une prise d'air. Des exercices préliminaires, dirigés dans ce sens, rendront les plus grands services en augmentant la capacité thoracique.

Pour *bien émettre le son*, second point important, il faut chanter toujours debout, ouvrir la bouche sans affectation et sans serrer les dents, faire sortir la note de la poitrine et non du nez, ne jamais forcer la voix surtout en montant pour ne jamais crier, ne jamais la traîner d'un son à un autre en descendant, ne jamais dépasser l'étendue de sa voix surtout dans les vocalises, savoir *sombrer* la voix en l'appuyant derrière les fosses nasales si l'on veut chanter agréablement, donner de très légers *coups de glotte* sous peine de congestionner les bandes ventriculaires du larynx et de cracher du sang, comme nous l'avons constaté chez quelques élèves trop poussés à cet exercice.

Le secret de bien chanter est tout entier dans la façon dont on ménage les registres; aussi est-il bon que l'exercice de la voix soit surveillé par un médecin, non certes pour indiquer au maître ce qu'il doit faire, mais pour lui montrer souvent ce qu'il ne faut pas exiger de tel ou tel disciple. D'après le tempérament de chacun, il faut modifier les règles si l'on ne veut s'exposer à certains désordres laryngés et endommager les cordes vocales. Au moindre soupçon de congestion, révélé par le miroir laryngoscopique, il est bon de suspendre au moins les leçons ou de ne chanter que *mezza di voce*.

L'*éducation* des appareils de résonnance doit aussi être surveillé, surtout chez les enfants, et en particulier chez les filles avant l'époque de la puberté. Si des exercices vocaux bien compris peuvent renforcer les poumons en développant les muscles respiratoires intercostaux, même au moment de la mue, il faut s'être bien assuré, avant de les commencer, auprès du médecin spécialiste, que le nasopharynx est libre de toute végétation adénoïdienne, que les amygdales ne sont pas hypertrophiées, que le nez n'est pas obstrué, etc., etc.

Si un élève s'enroue facilement, s'il ne peut monter telle ou telle note élevée au bout de quelques leçons, il est indiqué de suspendre la progression et de rester assez longtemps à un degré moindre de l'échelle. A l'époque critique, on n'interdira le chant que s'il est reconnu nuisible aux organes qui sont en voie de développement, plutôt que pour des raisons d'ordre laryngé. Il suffit, en principe, d'éviter à ce moment les efforts vocaux et d'être encore plus prudent que de coutume, tout en continuant à s'exercer chaque jour.

Quand la voix est formée définitivement, elle nécessite encore beaucoup de soins de la part du chanteur. N'allez pas imiter ces imprudents qui abusent de leurs moyens en poussant des trilles à gorge déployée, en dépassant les limites de leur registre, en pratiquant outre mesure l'art du trémolo, en chantant en plein air, etc.

Il ne faut jamais chanter quand l'instrument n'est pas tout à fait dans son état normal, depuis le nez jusqu'aux poumons. Méconnaître ce principe, c'est s'exposer aux maladies qu'il nous reste à énumérer brièvement.

Maladies des chanteurs : leurs causes et leur traitement. — Il faut distinguer, surtout au point de vue du chant, les maladies de la voix et les maladies du larynx. Tel trouble vocal aura, en effet, sa cause dans les fosses nasales ou dans les poumons, voire même dans la santé générale, tandis que le larynx restera indemne. Il y a maladie de la voix lorsque l'altération de la fonction est de beaucoup le symptôme dominant, celui pour lequel le spécialiste est consulté. S'agit-il, au contraire, d'une affection véritable du larynx : cancer, tuberculose, etc., ce sont les autres troubles qui importent : douleur, oppression. La question voix devient en ce cas négligeable. Par contre, une voix encore passable peut aller parfois de pair avec un larynx en mauvais état.

Avec *Castex*, on peut classer les maladies de la voix d'après le trouble ou symptôme majeur. Par ordre de fréquence, ce sont d'abord les maladies sur le *timbre* qui représentent 40 pour 100 de l'ensemble pathologique. La voix est voilée dès qu'on se met à chanter ; deux ou trois notes du registre aigu sont perdues. La tonalité baisse; chanter en demi-teinte n'est plus possible; impossibles aussi ces sons filés qu'on enflait et amoindrissait jusqu'alors à volonté et, malgré cela, au laryngoscope absence de lésion véritable.

Maladies du larynx proprement dit. — Comme causes : les laryngites légères, mais prolongées (1), les surmenage ou malmenage de la voix, la fatigue de

(1) Granuleuses, catarrhales ou hypertrophiques.

l'enseignement, les erreurs dans le classement des registres, toujours si difficile pour le professeur, et certains états constitutionnels. Le repos absolu de l'organe, les révulsions au devant du larynx, les pulvérisations chaudes intra-laryngées, les cautérisations des granulations, l'électrisation, le massage, l'abandon d'une technique défectueuse, le traitement général, la rééducation orthophonique auront raison de cette fatigue vocale transitoire. Il n'en est pas de même dans les cas de phlegmasies catarrhales chroniques qui reconnaissent souvent hélas ! pour cause l'abus de l'*alcool*. La muqueuse du larynx, tout en s'épaississant, devient alors rugueuse; les cordes vocales, entravées dans leurs mouvements par les inégalités de leurs bords, vibrent avec gêne et, peu à peu, après une période de raucité caractéristique, ne vibrent plus du tout. Si les disciples de Bacchus sont de plus « avariés », la syphilis précipite la sclérose quand un traitement spécial, aussi précoce que bien observé, ne vient pas remettre l'instrument en état et arrêter les éversions ventriculaires.

Il y a peu d'années encore, les auteurs classiques enseignaient presque tous que la *tuberculose* du larynx était un épiphénomène de la phtisie pulmonaire, une complication grave qui survenait presque toujours à la période finale. Il n'en est rien.

S'il est vrai que la phtisie laryngée se complique souvent, à une époque plus ou moins éloignée, de tuberculose pulmonaire, on observe journellement des cas où l'infection tuberculeuse se localise en premier lieu sur l'organe de la phonation et l'envahit antérieurement à toute autre localisation bacillaire. C'est qu'en effet le larynx est, comme l'a dit un auteur moderne, un organe particulièrement fragile qui, par sa constitution complexe synthétisant un grand nombre de tissus et d'éléments anatomiques (cartilages, muscles, muqueuse, vaisseaux, nerfs, tissu fibreux) se trouve exposé aux lésions spécifiques qui atteignent de préférence chacun de ces tissus. De plus, étant un organe rétréci, placé à l'orifice du canal respiratoire, sur lui peuvent venir se déposer toutes les poussières chargées de microbes qui n'ont pas été retenus par la muqueuse nasale, d'autant qu'au niveau des replis aryténoïdes existent un grand nombre de glandes à larges orifices dans une muqueuse extrêmement sensible.

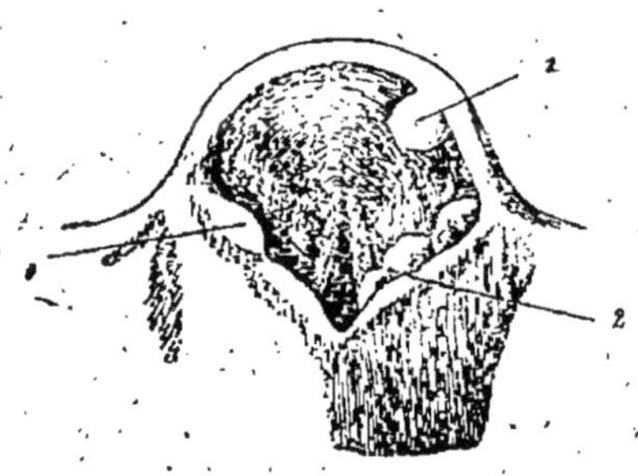

Fig. 7.
1. 2. 3. Productions polypoïdes.

Dans les cas de *phtisie laryngée*, en intervenant à temps, on a les chances les plus sérieuses de guérir la lésion primitivement locale de l'infection sans craindre les récidives ; aussi, y a-t-il un intérêt urgent à reconnaître la maladie dès son apparition, alors qu'elle est accessible, sans crainte de diffusion, aux agents médicamenteux et aux interventions chirurgicales. A cette période se rattachent : la dysphonie prémonitoire, la voix pluritonale et eunuchoïde, la toux éructante. De petits nodules peuvent se développer (fig. 7) au niveau de la muqueuse laryngée ; il ne faut pas les confondre avec les petits papillomes simples. A la phase d'infiltration succèdent les érosions, qui rendent douloureux les mouvements de déglutition, puis les ulcérations, soit au niveau de l'épiglotte, soit au niveau des aryténoïdes et enfin la pachydermie avec état velvétique, ainsi nommé à cause de la ressemblance avec du velours. Les ulcérations toutes superficielles, à la suite d'un léger traumatisme par un corps étranger, par des efforts de toux, comme dans la coqueluche, peuvent faire craindre une complication greffée ; mais l'inoculation est insuffisante s'il ne s'y joint une prédisposition héréditaire, une constitution dont la résistance est amoindrie (1).

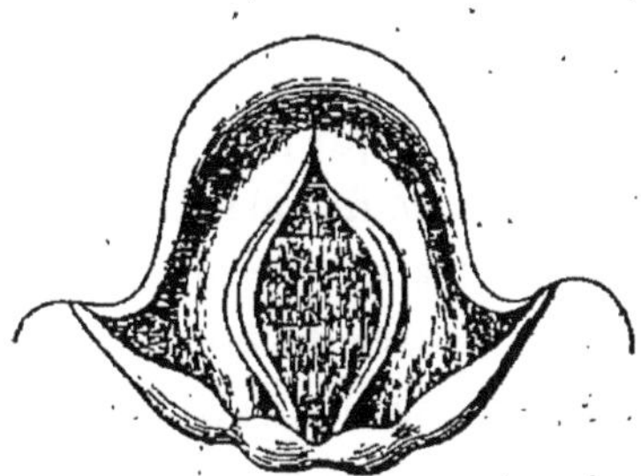

Fig. 8. Glotte dans l'effort phonétique.

La *périchondrite*, c'est-à-dire l'inflammation des cartilages, l'*œdème de la glotte*, n'ont que des rapports très éloignés avec la voix chantée. Il n'en est pas de même des *spasmes glottiques*, de l'*ankylose* rhumatismale des aryténoïdes, de la *rupture* des fibres musculaires, sous l'influence d'une distension exagérée des cordes vocales,

(1) Quoiqu'il en soit, il faut s'efforcer, au début, de rendre le milieu des voies respiratoires et digestives supérieures impropres à la végétation et à la pullulation des bactéries pathogènes.

de la *paralysie* résultant d'excès vocaux ou de causes diathésiques (fig. 8).

La *raucité* reconnaît parfois pour origine le développement sur la partie antérieure du bord libre des cordes de *nodules conoïdes* blancs, différant des nodosités sphéroïdales rougeâtres, présentées par certains crieurs publics, qui ont en même temps des *dentelures* en bords de scie au lieu d'un simple épaississement de rubans ternis et arrondis avec rougeur plus ou moins vive des aryténoïdes. Le registre grave est celui qui se défend le mieux contre la raucité ; chez les emphysémateux la voix s'affaiblit simplement.

Rares sont les tumeurs bénignes (*kystes, polypes, fibromes*) qui n'entravent pas pour un certain temps la carrière des artistes du chant ; il faut bien se garder de les traiter par le surmenage. Des *tumeurs malignes cancéreuses* du larynx, nous dirons simplement qu'il ne faut pas les voir avec les yeux imaginatifs de la suggestion, pas plus qu'il ne faut les négliger au début et attendre que la chirurgie soit impuissante.

États chroniques du pharynx. — Ce sont : la *pharyngite catarrhale hypertrophique* des granuleux, véritable capitonnage qui diminue la capacité et le pouvoir vibratoire des cavités sus-laryngiennes (Chauveau).

L'*hypertrophie des amygdales palatines*, qu'il faut traiter par l'ablation partielle ou totale au couteau ou à l'électricité. La pratique de ces opérations chez les ténors, par exemple, a prouvé qu'elles ne font pas perdre une note en haut et qu'elles accroissent le timbre dans le médium. La seule réserve est la nécessité, pour le chanteur, de modifier son émission vocale et d'appuyer le son autrement qu'il ne le faisait pour accorder le fonctionnement de sa glotte à la nouvelle cavité de résonnance, seconde éducation, courte à la vérité, mais indispensable, sous peine d'éprouver une certaine difficulté à chanter avec les anciens moyens.

L'*hypertrophie de l'amygdale nasale* dont les végétations compromettent fortement la voix de tête, et qui se traite de la même façon que la précédente, sans danger et avec l'avantage de la disparition du nasonnement.

L'*hypertrophie de l'amygdale linguale* qui entrave les mouvements d'élévation et d'abaissement de l'épiglotte, et, par suite, la formation des tons de voix mixte. A mesure que la voix monte, l'épiglotte se renverse sur la base de la langue ; aussi observe-t-on ces troubles plus particulièrement chez les ténors et les soprani. Il est des artistes dont l'amygdale linguale fut cautérisée plusieurs fois et qui n'ont pas retrouvé leur voix pour cause de vice d'éducation ou d'impéritie parfois inconsciente (1).

Régime du chanteur. — L'hygiène générale doit être encore plus observée par le chanteur que par l'orateur ; sans exagérer jusqu'à l'intransigeance, on

(1) *L'hypertrophie de la luette* et son allongement produisent, en outre de l'irritation du fond de la gorge, une difficulté et surtout une fatigue dans l'emission des notes élevées qui en nécessitent l'ablation, même en dehors de toute néo formation papillomateuse (MOUNIER, 1903).

peut dire qu'il doit s'imposer la sobriété en toutes choses. Nous avons déjà exposé les méfaits de l'alcool. Stimulant passager, l'abus du petit verre, même médicamenteux, produit sur les cordes vocales une réaction inverse qui aboutit à la rouille et à la paresse; de plus, c'est entretenir un état permanent de congestion qui expose davantage la muqueuse à l'action du froid ou des autres influences morbides. S'il est besoin de fortifiants, prenez plutôt exceptionnellement une petite dose de kola et coca granulée en solution aqueuse.

Les mets de haut goût, les sauces épicées doivent être exclus du régime alimentaire; tout ce qu'accepte l'estomac peut d'ailleurs être mangé, à la condition de veiller à la régularité des repas et à l'achèvement de la première période digestive avant d'entrer en scène. Deux bonnes heures d'intervalle sont nécessaires. Certains artistes ont pris l'habitude de souper dans quelque bar; c'est au moins autant de pris sur le sommeil réparateur aussi bien du larynx que des autres organes.

Le tabac peut être toléré à dose modérée si l'on ne s'amuse pas à déglutir la fumée de la cigarette pour en baigner ensuite la muqueuse du nez; les exceptions de bons chanteurs grands fumeurs confirment cette règle d'hygiène.

Certains auteurs exagèrent l'importance du *vêtement*. Tenir compte du climat, observer comme tout le monde les sauts barométriques, ne pas porter toute la journée un foulard ou un cache-nez, fermer plutôt la bouche le soir en sortant des loges surchauffées, surtout par les temps de brouillard, s'interdire les cols de haute fashion et les corsets serrés, maintenir les pieds chauds; tels sont les quelques conseils pratiques.

Evidemment, la respiration dans un milieu confiné, enfumé, poussiéreux, est nuisible ; mais c'est là que doivent vivre et chanter les professionnels. Trop heureux s'ils ne happent pas quelque bacille virulent à la faveur des courants d'air de coulisses et des remous de décors ! Raison de plus pour renforcer toujours mieux le terrain contre l'invasion.

Les *sports* pénibles ne sont pas absolument indiqués ; au contraire, le plein air par le beau temps est des plus recommandable. Il existe à ce point de vue des immunités toutes personnelles. Tel chanteur suppporte à merveille les courses folles en automobile, la pratique du canot, le jeu du tennis, l'équitation, dans le but d'entrenir la musculature. « *In medio stat virtus* ». Nous sommes plus réservés en ce qui concerne les parties de chasse ou les stations de pêche, les courses en montagne ou les grandes excursions.

La question des *odeurs* rencontre de grandes susceptibilités individuelles; en général tous les parfums capiteux sont irritants pour la muqueuse du larynx.

Une règle élémentaire d'hygiène en matière de chant, c'est de faire relâche au moindre avertissement venu de la gorge. Vouloir chanter quand même est une imprudence qui peut se payer cher ; les exemples abondent de catastrophes dues à la négligence de cet avis désintéressé.

Les spécialistes sont souvent consultés par des

clients en quête d'un remède préservatif des défections vocales. Des applications froides quotidiennes au niveau du larynx peuvent diminuer la tendance au rhume.

Nous avons déjà dit qu'il n'y avait pas de panacée pharmaceutique capable de refaire ses cordes instantanément, il n'y a que des adjuvants dont les indications varient suivant le cas. Le médecin est seul juge de décider s'il faut un stimulant, un tonique ou un sédatif. Les œufs crus naturels ou battus avec un liquide sont les plus répandus des spécifiques lubréfiants. La cocaïne en pastilles et l'orthoforme en insufflations donnent parfois du soulagement, mais il faut éviter l'accoutumance sous peine d'arriver à des doses encore insuffisantes. Les fumigations à base de menthol et d'eucalyptus sont plutôt des médicaments de cas vraiment pathologiques. La méthode des *injections intratrachéales* pratiquées suivant la technique de Mendel nous a donné, chez les emphysémateux et les tuberculeux au début, d'excellents résultats qui retentissent secondairement sur le larynx malade ou en imminence morbide par propagation ; mais rien ne vaut l'hygiène pour conduire la voix chantée, comme la voix parlée, à son complet développement et la préserver des accidents et des maladies.

VI

Réduction de la Voix par l'orthophonie.

Il est des troubles vocaux nombreux et d'origines multiples qui surviennent chez les professionnels de la voix parlée ou chantée, au bout d'un certain temps, et qui ne peuvent disparaître que par la rééducation orthophonique. Nous ne comprenons pas sous ce nom : la voix fausse, criarde, désagréable, qu'on observe chez certaines gens dans la vie ordinaire, les traumatismes locaux consécutifs aux lésions nasales, pharyngées, laryngées ou résultant, soit d'une maladie générale (ataxie, paralysie générale) soit d'une affection de voisinage (compression ganglionnaire ou anévrysmale), les aphonies hystériques, réflexes ou spasmodiques.

Il s'agit exclusivement de ces modifications vocales qu'on catalogue paralysies ou mieux parésies de provenance douteuse et qu'on nomme dysphonie nerveuse transitoire, asynergie vocale, mégiphonie. Ces troubles surviennent dans les circonstances suivantes :

Voici, par exemple, une tragédienne, de préférence une femme, qui se plaint de ne plus pouvoir soutenir sa voix, devenue sourde à la fin des périodes à effet. Ou bien c'est une comédienne qui s'essouffle rapidement, dont la voix détonne ou s'enroue quand elle parle, tandis qu'elle peut chanter avec pureté jusqu'aux notes élevées. Au contraire, c'est une chanteuse qui a conservé sa parole intacte, mais qui ne peut plus tenir le son ni le filer en chantant.

Si on examine le larynx de ces personnes, on n'y voit rien d'anormal, ni rougeur, ni inflammation de la muqueuse. La mobilité respiratoire est parfaite ; mais la juxtaposition des cordes n'est pas absolue dans l'émission de la voyelle E parlée ou chantée.

Le seul remède à ces états de choses, c'est la rééducation par l'orthophonie bien décrite par P. Ollivier, dans *La Parole*. C'est en vain qu'on épuiserait les pommades, les irrigations, les inhalations, les vaporisations, qu'on ferait de l'électrisation intra et extra, des badigeonnages, qu'on enlèverait des semblants de nodules, ou qu'on curetterait les cordes. Il faut bien plutôt revenir à la gymnastique respiratoire des débutants dont on a perdu inconsciemment tous les fruits ; il faut entreprendre de nouveau la lutte vocale. L'indication causale constitue l'élément primordial de la méthode.

En même temps il faut déposer le miroir et s'adresser au régime et au traitement général (estomac, foie, intestin). Le spécialiste doit être doublé d'un clinicien pour rechercher la cause des troubles locaux dans un organe plus ou moins éloigné du larynx et des appareils vocaux.

Enfin on ne saurait mieux parachever la guérison, au point de vue général comme au point de vue local, qu'en ordonnant à la fin du traitement une saison aux eaux sulfureuses. Nous avons déjà insisté suffisamment sur ce point à la fin de la première partie; nous y renvoyons le lecteur.

TABLE DES MATIÈRES

TABLE DES FIGURES

Le Mans. — Association Ouvrière, 5, rue du Porc-Épic.

www.ingramcontent.com/pod-product-compliance
Ingram Content Group UK Ltd.
Pitfield, Milton Keynes, MK11 3LW, UK
UKHW021945260726
13994UKWH00004B/1555

9 782019 997274